AF295054

Ayurvedic kost for vægttab

Anand Gupta

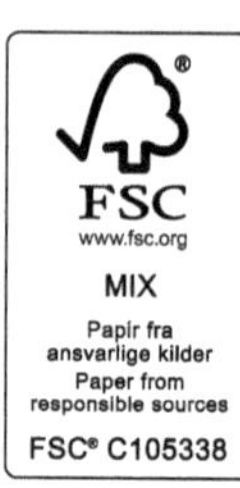

Forlag: Books on Demand GmbH, København, Danmark

Tryk: Books on Demand GmbH, Norderstedt, Tyskland

ISBN: 978-87-7170-325-2

4

Introduktion

Ved at bruge denne bog accepterer du fuldstændigt denne erklæring om ansvarsfraskrivelse.

Ingen råd

Denne bog indeholder information. Informationen er ikke et råd og skal ikke behandles som et.

Hvis du tror, at du er sygdomsramt, bør du straks søge lægehjælp. Du bør aldrig udskyde at søge lægehjælpe, se bort fra en læge, eller afbryde medicinsk behandling på baggrund af informationen i denne bog.

Ingen erklæringer eller garantier

I det omfang gældende love tillader det og med forbehold for nedenstående afsnit, udelukker vi alle erklæringer, garantier og tilsagn relateret til denne bog.

Uden at det berører den generelle anvendelse af det foregående afsnit, repræsenterer, garanterer eller erklærer vi ikke:

o   at informationen i denne bog er korrekt, akkurat, fuldstændig eller ikke-misledende.

o   at brugen af retningslinjerne I bogen vil føre til et bestemt udfald eller resultat.

Begrænsninger og udelukkelse af ansvar

Begrænsningerne og udelukkelsen af ansvar beskrevet i denne sektion og andetsteds i denne ansvarsfraskrivelse: er omfattet af paragraf 6 nedenfor; og regulerer alle forpligtelser, der er følger af ansvarsfraskrivelsen eller i forhold til bogen, herunder kontraktlige forpligtelser, erstatningsret (herunder uagtsomhed), og for overtrædelse af lovmæssige forpligtelser.

Vi vil ikke være ansvarlige over for dig med henblik på eventuelle tab, der udspringer af en begivenhed eller begivenheder uden for vores rimelige kontrolområde.

Vi vil ikke være ansvarlige over for dig med henblik på eventuelle driftstab, herunder begrænsning af tab eller skade på fortjeneste, indtægter, omsætning, anvendelse, produktion, forventede besparelser, forretning, kontrakt, kommercielle muligheder eller goodwill.

Vi vil ikke være ansvarlige over for dig i forbindelse med tab eller ødelæggelse af data, databaser eller software.

Vi vil ikke være ansvarlige over for dig i forbindelse med en speciel, indirekte eller følgeskadestab eller ødelæggelse.

Undtagelser

Intet i denne ansvarsfraskrivelse skal: begrænse eller udelukker vores ansvar for død eller personskade som følge af uagtsomhed; begrænse eller udelukke vores forpligtelser for bedrageri eller svigagtig vildledning; begrænse nogen af vores forpligtelser på nogen made, der ikke er tilladt i forhold til gældende lov; eller udelukke nogen af vores forpligtelser, der ikke kan udelukkes i forhold til gældende lov.

Adskillelse

Hvis et afsnit af denne ansvarsfraskrivelse er dømt ulovlig ved en domstol eller anden kompetent myndighed og dermed ikke kan håndhæves, opretholdes resten af ansvarsfraskrivelsesafsnittene fortsat.

Hvis en del af et ansvarsfraskrivelsesafsnit dømmes ulovligt og ikke kan håndhæves, slettes dette, og resten af afsnittet vil fortsat være gældende.

Lov og jurisdiktion

Denne ansvarsfraskrivelse vil blive underlagt og fortolket i overensstemmelse med schweizisk ret, og eventuelle stridigheder vedrørende denne ansvarsfraskrivelse vil være underlagt de schweiziske domstoles eksklusive kompetence.

Introduktion

"Du er hvad du spiser". Dette ordsprog er rigtigt, til det sidste bogstav, og du har sikkert hørt denne sætning før også. Disse ord betyder ikke kun på det fysiske, men også på psykologisk plan. Fedme er en sygdom, og en eller anden grund, at blive en social tabu også. En stor krop er et problem, ikke på grund af sit udseende, men på grund af alle de sundhedsmæssige konsekvenser det bliver udsat for. Du kan bekæmpe fedme og gøre det med en minimal indsats, hvis du ændre, hvad du spiser.

Spise sundt er ikke en nødløsning til et fedme problem. Det er en livsstilsændring og et paradigme skift, at du skal ikke bare tabe dig, men også at vedligeholde det.

Ayurveda er en gammel praksis med medicin, der lærer folk at blive nede på jorden og komme tættere på jorden. Ayurvedic Diet handler om at spise hele fødevarer og friske råvarer. At frigøre de sande fordele af friske grøntsager og frugter, de skal være fri for alle de pesticider og andre skadelige kemikalier, der er i ernæringsmæssige indhold.

Denne e-bog er din stop guide til kende hvorfor og hvordan af ayurvedisk slankekure. Jeg vil lede dig gennem det grundlæggende, hvordan det hjælper dig og hvordan du kan indarbejde det i din nuværende livsstil. Jeg vil fortælle dig, hvordan de spisevaner, som du holder så kær er ved at dræbe dig stille og roligt! Læs denne bog og bliv overrasket over alle de magtfulde fordele ved denne ældgamle praksis, der gjorde sin vej ind i de moderne invaliderende måder ved populære efterspørgsel.

Ayurvedic slankekur – Få styr på basics

Ayurveda er noget, vi alle har et kort bekendtskab med, hvis ikke fuldt ud. Dette gamle medicinske system i Indien er den sikkereste og hurtigste måde for sundheden. Denne diæt, i modsætning til andre, følger ikke en kompleks regelsæt af huskeliste og hvad. Det er direkte, enkel og unik for din kropstype, som gør den endnu mere effektiv. Når jagten er en sund krop, skal man gætte arbejde bedst venstre ud af ligningen. Det bedste ved følgende ayurvedisk kost er, at det har fordele hele vejen ned til din følelsesmæssige og mentale velvære også. Nærmere sundhed fra en holistisk synsvinkel gør du føler dig mere afbalanceret, glad og pasform, og at også naturligt. Ayurveda er måske et af de tidspunkter, hvor gamle praksis falske modernitet i form af langvarige sundhedsløsninger.

At anvende ayurvedisk kost i dit liv effektivt, er du først nødt til at forstå din krops type som er defineret af Ayurveda. Der er tre typer krops eller dosha - Vata, Pitta og Kapha. Hver af disse doshas har egenskaber unikke til dens type. Mens der er mange måder at bestemme din krop type, kan den mest nøjagtige man blive foreslået af en ayurvedisk læge.

Det er almindeligt for folk at associere med mindst to doshas samtidigt. Men den ene dosha er altid dominerende. Her vil jeg diskutere de kropstyper kortvarigt, så hvis og når du besøger en professionel, du ved, hvad de taler om.

Kapha Dosha

Dette dosha tilskrives den største krop type, der er fysisk bredt i hofter og skuldre, god udholdenhed og tykt hår. Denne kropstype er langsom i læring, men har stor evne til at huske. De er følelsesmæssigt stabile, pålidelige og meget troværdige mennesker. Det er dem, der holder ethvert forhold sammen ved at være dens anker.

Folk, der tilhører denne kategori har en iboende ubalance i deres organer, der fører til bihuler og dårlig fordøjelse, som efterfølgende fører til fedme. Denne overbelastning af kapha individer kan behandles med hvidløgs kosttilskud eller kost rig på hvidløg. De kan også gå til tør kropsmassage som stimulere blodcirkulationen. Tør kropsmassage, også kendt som aarshana, er en specialiseret teknik udføres af rå silke handsker eller kan også gøres ved hjælp af loofah. Tør massage er den mest naturlige måde at tabe vand vægt og også for at mindske cellulite.

Stofskiftet kan forbedres ved at tage anbefalede naturlægemidler kosttilskud som Guggul, en plante tæt på myrra. Bortset fra at tage kosttilskud, skal kapha individer også motionere regelmæssigt for at holde deres krop i perfekt balance.

De kost restriktioner for disse mennesker omfatter fedt, olier, salt og slik på grund af deres langsomme fordøjelse. De skal spise masser af grøntsager, fødevarer rige på fibre, lave mad med masser af krydderier og kun bruge friske fødevarer.

Pitta Dosha

Disse er det medium byggede mennesker, der er naturligt velsignet med god muskel toning. De har en iboende tendens til at føle sig varm og også lider af for tidlig grånende hår og endda skaldethed. De har også naturlig rødme af teint og misundelige energi niveauer. På grund af deres stærke fordøjelsessystemet, de er i stand til at spise næsten alt. Det er de mennesker, der er mentalt stærk, ambitiøs og meget fokuseret på deres mål. Følelsesmæssigt er disse mennesker er drevet af passion og nøjes med intet mindre end perfektion.

Dette krops type, er ude af balance kan man gribes af overdreven vrede, lider sf inflammatoriske problemer som udslæt eller hovedpine og til tider også fordøjelsesproblemer som sure opstød, mavesår etc. På grund af deres arbejdsnarkomans karakter, kan de føle sig udbrændt. Pitta folk kan behandle deres problem ved at massere med kokos olie i hovedbunden og fødder, før du tager et brusebad. Til forebyggelse af fordøjelses problemer, kan de tage en halv kop granatæble juice med Aloe Vera saft hver morgen på tom mave. For at ryste det overskydende stress i arbejdet, kan de

spise en teskefuld fuld af rosenblad marme-
lade, alene eller med toast.

Kost for pitta folk bør altid være blottet for kaffe, alkohol, krydderier, eddike samt fø-devarer med et højt surt indhold som toma-ter. De kan smæske sig med meloner og saftige frugter og også bruge masser af grøntsager som agurk, salat og grønkål i deres kost.

Vata Dosha

Denne ene har den mest slanke kropsbyg-ning og det er dem med tynde kroppe og knoglede strukturer. De har svært ved at tage på i vægt, er for det meste kold, har tør hud og meget lidt muskel toning. De lærer hurtigt, men har dårlig hukommelse. Disse mennesker er meget kreative og ny-der forandring. Følelsesmæssigt er, vata typer entusiastiske og kan let blive nervøse.

Da deres krops balance er gal, kan Vata in-dividers lide af dårlig fordøjelse, forstoppelse og oppustethed. På grund af tørre nasale pletter, de er sandsynligvis forkølet oftere om vinteren. De bliver lette trætte og lider af søvnløshed. Mennesker med Vata attributter bør indtage triphala, en urtekosttilskud, der er yderst gavnlig for folk i denne kategori. De kan forebygge forkølelse grundet tørre nasal passage ved hjælp af 1-2 pust hver morgen og kan bekæmpe søvnløshed ved at følge en streng daglige rutine. Spise, sove og vågne op på samme tid kan have mange fordele for sundheden af disse mennesker. Før sengetid, kan de drikker varm krydret mælk.

Kostanbefalinger for disse typer af mennesker omfatter undgåelse af kulsyreholdige drikkevarer, tørre fødevarer og kolde grøntsager. De skal spise godt kogte måltider, der er soupy i naturen. De kan også spise kogte korn, nødder og varm mælk. De skal også forbruge afklaret smør for at fjerne tørhed indefra.

En 1000 mils rejse – At gå i gang

Ayurveda er en 5000 år gammel praksis, afprøvet og testet og godt anerkendte indiske medicinske system, der er ved at vinde fremtrædende plads i den vestlige verden på grund af dårlige standarder for spise. Men på grund af mangel på tilstrækkelig viden, vil nogle mennesker følge det som et modefænomen, og derefter blive skuffet, når de ikke kan se resultater.

Selvom jeg nævnte det før, vil jeg gerne gentage, at ayurvedisk kost er ikke en kult-status, men noget man gør regelmæssigt med komplet disciplin. Det er en proces for livet og skal fortsættes i hver eneste dag resten af dit liv. Denne holistiske system for velvære er rettet mod ikke blot at leve godt, men også føle sig godt tilpas. For at være ét med dig selv, er du nødt til at forene dig med dine omgivelser først og det er det Ayurvedic Slankekure handler om.

Ifølge denne diæt, er det vigtigste at gen-oprette balancen i dit liv gennem mad først, og derefter andre ting. Crash kuren, der er så populære i Vesten, er så skadelige, at de kan få konsekvenser for livet, hvis det gøres forkert.

Ayurvedic kost skal ikke fortælle dig at du gå sulten eller må sulte. Faktisk fortæller det dig at spise og spise godt, så din krop kan klare alle de udfordringer, du står over for i dit daglige liv.

Spekulerer hvordan du kommer i gang på din ayurvedisk kost rejse? Tag disse små strenge forholdsregler, én ad gangen.

Tøm ud i dine skabe og gør plads til frisk mad

Er det normalt for dig at rushing gennem dagen og shopping for dagligvarer i et snuptag? Hvis det er tilfældet for dig, så måske din mad kabinetter er proppet med frosne fødevarer, hurtige måltider og stegte eller gærede fødevarer. For at starte på ayurvedisk spise regime, er det første skridt at fjerne alle disse elementer fra din mad kabinet og erstatte dem med måltider, der kan være friske ved hjælp af økologiske ingredienser.

Spis med tålmodighed

Når du spiser, så prøv at nyde dine måltider, så er de mere tilfredsstillende og påfylden-de. At fare igennem måltider vil ofte forlade dig med følelsen af utilfredshed, selv når din sult er stillet. Fødevarer har sådan en vigtig rolle at spille på dit helbred, at der er en absolut presserende behov for at gøre det til en topprioritet på din travle tidsplan. Afslappende pauser for måltider er ikke bare den bedste måde at nyde mad, men kan også give dig en energiindsprøjtning, samtidig med at du produktiv snart efter. Spis mere bevidst og med et minimum af forstyrrelser. Det er også vigtigt at spise som din krop har brug for mest. Hvis du lider af fedme så er det, det sidste, du ønsker, er at øge bestanden af fedt, men du ønsker heller ikke at miste energi til at udføre dine daglige opgaver. Derfor bør du blive den mad, du spiser, sund og afbalanceret.

Vide, hvad gavner dig mest

Forstå principperne i "Guns" vil hjælpe dig matche mad til din krops type lettere. For at få det maksimale udbytte, er det bedre at vide, hvad fødevarer det er dine bedste venner og på hvilken måde.

- "Sattvic" fødevarer der er nemme at fordøje, økologiske og sunde frisklavede måltider, der stimulerer kroppen og holder dit sind skarp og fokuseret. Du skal spise dem mest.

- "Rajasic" fødevarer er chili, alkohol, kød, æg og frosne / konserves. Disse fødevarer øger udholdenhed og er forpligtet til at udføre dine daglige opgaver, men du må kun forbruge dem i moderate mængder.

- "Tamasic" fødevarer er rester fra i går aftes eller svampe, løg og frosne / gærede fødevarer. De har brug for en masse energi at fordøje og gøre at vi føler os sløv. De er ikke specielt dårlige fødevarer, men da vi få disse meget i disse dage, må vi skære ned på sit indtag.

Forstå din krop

En professionel indsigt fra en ayurvedisk læge vil på dette tidspunkt være en god idé at lære om kroppens ubalancer. Hvis du ikke har en pålidelig læge i din nærhed så nøje observere din krop til at lære så meget som du kan.

Tag en Dosha test

Du kan også tage en selvtest for at afgøre, hvilken dosha er fremtrædende i dit tilfælde. Dette vil hjælpe dig med at opbygge en fødevare strategi mere effektivt, når du ved, hvad din krop kræver. Det er en god praksis og ved at finde de manglende stykker af, hvad din krop har brug for, vil livsstilsændrings overgang blive problemfri.

Start med at finjustere din kost

Omkring nu har du nået et punkt, hvor du er passende bevidst om din krop og Ayurveda i almindelighed. Hvis du føler dig energisk og glad for at tage udfordringen, der ligger foran dig, så kan du starte med at finjustere dine måltider med den viden, du har fået indtil nu. Det betyder, at du nu kan begynde fylde dine mad kabinetter op med fødevarer, der er tilpasset til dine doshas og lav fødevarer, der er egnet til din krops type. Du kan omfatte de mere fødevarer, der er specielt godt for dig.

Giv dig tid

Det må ikke blive hektisk med slankekure og så mister du dampen på et par dage. Lad det være en langsom og gradvis proces, som du i sidste ende indarbejde i din livsstil som en vane. Ayurveda er ikke om udmærker på noget, det kan være kost eller livsstil. Det handler om at finde harmoni i dit miljø. Snarere end at markere dine skuffer med gode og dårlige fødevarer, efterhånden fjerne dem fra din kost tidsplan og holde dem ude til gode.

Når vi er på slankekur, især for vægttab, presset af resultaterne er så intens, at vi ofte fare vild i detaljerne og glemmer alt om det store billede. Det store billede af Ayur-vedic Slankekure er at være sund ved at spise sunde, naturlige fødevarer, og hvad der følger med er naturligvis et vægttab, der er langtidsholdbar uden det suger livet ud af dig.

Regler for spillet

Viden i disse dage er så let tilgængelige, at man ofte føler sig overvældet med alle de detaljer og regler. Men hvad jeg bringer til dig er en række grundlæggende principper, når det kommer til at forbedre fordøjelsen og er nøje afstemt med ayurvedisk kost værdier. Følg disse 9 retningslinjer til ruten for effektiv ayurvedisk spise.

1. **Spis når du er sulten**

    Det bedste tidspunkt at spise er, når du er sulten, og det sidste måltid er blevet fordøjet helt. Som i virkelig sultne - dvs., når din tidligere måltid er blevet fuldstændig fordøjet. Sommetider dehydrering virker som sult, så når du er forvirret mellem de to, bare have et glas eller to af vand.

Hvis det dræber din sult så har du dit svar!

2. Spis med tålmodighed og i rolige omgivelser

Må ikke haste gennem dine måltider. I stedet sæt dig ned og undgå distraktioner som TV, bøger, telefoner osv. Koncentrer dig om den mad, du spiser og nyd hver en bid.

3. Spis ikke kæmpe portioner

Hver enkelt af os, har forskellige med syn til størrelses behov, mave størrelse og stofskifte. Det er derfor, du bør spise til et punkt, hvor du føler dig mæt. Lyt til din krop og forstå de signaler, når din mave er fuld.

4. Spis varm og kun nylavet mad

Undgå at spise noget lige fra køle-
skabet, hvis du ønsker at bevare for-
døjelsessystemet. Varme måltider
gør underværker for dit stofskifte og
hjælper med hurtig fordøjelse af ma-
den.

5. Spis ikke tørt mad

Saftige eller let olieholdige fødevarer
er nødvendige for din krop som nog-
le næringsstoffer er olie kun opløse-
lige. De vil ikke blive absorberet af
din krop, hvis du kun spiser tørre fø-
devarer. Du kan spise sunde olier
som olivenolie eller kokosolie, der er
rige på god fedt og er sunde for din
krop.

6. Vær forsigtig med madkombinatio-ner

Vidste du, at nogle af dine foretrukne fødevarer faktisk kan gøre dig syg? Fødevarer skal parres omhyggeligt, så de sammen kan gøre det godt, at de formodes. Dårlige mad kombinationer kan faktisk gøre dine maveproblemer værre og føre til større problemer senere. Nogle almindelige fødevarer kombinationer, som du kan undgå på Ayurvedic Diet er banan og mælk, frugt og yoghurt, citron dressing på agurk og tomat salat mv

7. Spis bevidst

Sæt pris på den mad, du spiser og engagere alle de 5 sanser, når du spiser. Når du er fuldt engageret med mad, vil du se, hvordan opfyldelsen hvert måltid bliver.

8. Spis maden langsomt

At tygge er det første skridt til at fordøje maden. Spis langsomt, omhyggeligt for at nedbryde din mad og nyde hver bid af det.

9. **Spis på samme tid hverdag**

Naturen virker bedst, når din krop følger rutine. Så spiser hver dag på samme tidspunkt for dit eget bedste.

Vigtigheden af de seks smage i Ayurveda kuren

Det bedste ved følgende ayurvedisk kost er, at det anerkender betydningen af smag i fødevarer, som gør det nemmere at holde sig til slankekurs planen. Det bruger smag til sin fordel og giver dig de resultater, du længes efter.

Der er seks smage, som din krop har brug og skal absolut udgør en del af vores mad til at gøre os føle sig tilfreds i slutningen af dine måltider. De seks smage er:

- Sød - sukker, honning, ris, pasta, mælk, osv.

- Salty - Salt, helst saltet mad

- Sur - Citroner, hård ost, yoghurt, eddike, etc.

- Bitter - Bladgrøntsager, gurkemeje, salat mv

- Skarp - chili peber, cayenne, ingefær, og varmt krydderi

- Astringerende –Bønner, granatæble, linser osv.

Cravings er resulteret fordi en af smag fra disse seks er blevet efterladt. Du må ikke være en af de mennesker, der udelader bitter og astringerende smag fra deres fødevarer. Vidste du, at hvis du spiser noget adstringerende eller bitter efter dit måltid rent faktisk kan reducere din længsel efter slik?

Tilføjeler du alle disse smage til din ayurvedisk kost kan forbedre din sundhed betydeligt, og også hjælpe med at indarbejde ayurvedisk livsstil ind i din livsstil.

Hver eneste smag er sammensat af to elementer, såsom - sød smag består af jord og vand, sur er ild og vand, salt er jord og ild, bitter er luft og æter, astringerende er luft og jord og bidende er ild og luft. Disse elementer er rige på deres respektive attributter af kanoner, der i høj grad kan påvirke din mentale og fysiske tilstand.

Disse smage bruges af ayurvedisk kost, der følger et lægemiddel-videnskab tilgang fremmer holistisk velvære og et godt helbred.

Her har jeg listet alle smagene for deres fordøjelse. Når du læser dette, kan jeg forsikre dig om, at du aldrig vil spise din dessert efter dine måltider!

Sød

Søde smag er lavet af vand og jordarter og er forbundet med kapha egenskaber. Det er i sagens natur koldt og tungt samt meget nærende. Faktisk er det den mest nærende smag af alle smag. Sød mad nærer vores væv og blodplasma og dyrker vores kontakt med kroppen, så vi kan forblive et med jorden og nyde livet mere. Det siges også, at sød mad øger fertiliteten men for meget sød mad kan gøre kroppen føler sig sløv. Søde fødevarer omfatter korn, græskar osv.

Sur

Denne smag er sammensat af vand og ild. Sur smag fødevarer skal spises med måde, da for meget eller for mindre kan føre til skadelige virkninger på kroppen. For eksempel kan for meget sur smag resultere i infektioner, og at du føler dig aggressiv. Men i de rette mængder, det vækker sindet og alarmerer de tanker samt følelser til at blive klar. Det er også godt til at øge fordøjelsen, men for meget kan svække fertiliteten af kroppen. Nogle sure fødevarer omfatter citron, tamarind, vin etc.

Salt

Salt smag består af jord og ild. Salt kan kun findes i mineraler og ikke i planter. Passende salt smag kan størkne kroppen og tilføjer smag til de fødevarer. Alt smager bedre, når du tilføjer en knivspids salt, og det hjælper med at fordøje fødevarer lettere. For meget salt i fødevarer, kan imidlertid være meget skadeligt. Nogle eksempler på

salt fødevarer omfatter Himalaya salt, sten-
salt, havsalt mv

Bidende

Denne smag består af ild og luft elementer.
Bidende fødevarer hjælpe med at stimulere
fordøjelsen. Det er også meget godt for at
rydde vores tankegang og dermed hjælpe
os med at forstå komplekse spørgsmål be-
svær. På den anden side kan for meget
skarp fødevarer også føre til infektioner og
blødninger. Bidende fødevarer omfatter
krydderier, peber og ingefær.

Bitter

Bitter smag er sammensat af ether og luft.
Denne type af fødevarer er specielt veleg-
net til folk med Kapha krop type og er me-
get nyttigt i stigende styrke. På grund af sin

køling egenskaber, er bitter smag fødevarer også rense i naturen, der hjælper med at fjerne affaldsprodukter fra vores krop. Bitre fødevarer er særligt gavnlig i udrensning af tankerne. Et rids sindet af kvælende følelser og tvangstanker. For meget af det, kan dog gøre dig bitter. Eksempler på bitre fødevarer er grøn te og grøntsager.

Astringent

Denne smag består af luft og jord. Alle de mennesker, der falder i kapha kropstype kategori kan drage fordel af denne smag. Astringerende mad er ideel til at besejre problemet med slaphed og svaghed. Denne smag er også god til at rense og styrke din hjerne. Denne fødevare er især nyttig i at skabe den balance, at de organer, der normalt mangler. For meget af det, kan dog gøre dig nihilistisk. Grønne grøntsager og gurkemeje er eksempler på adstringerende fødevarer.

Den viden om disse smage er meget nyttigt, når dine doshas ikke er i balance. Når spist i rette forhold og med tilpasning af dine doshas, de kan gøre underværker i at genoprette den tabte balance. Hvis din krop er i en sund tilstand, kan du medtage disse i din kost og bringe alle de elementer af naturen i din mad.

Tips til at tabe sig med Ayurvedic kuren

Vi lever desværre i et samfund, der dæmoniserer store forekomster ikke for sin sundhedsmæssige konsekvenser, men fordi det ikke opfylder de sociale acceptable standarder for skønhed. Denne form for tankegang gør det svært for folk at holde fokus og få dem til at føle stresset. Vidste du, at stress er en af de største årsager til vægtforøgelse?

Ayurvedic kost kommer til redning, men til hvad nytte? Det er vigtigt for alle mennesker at indse, at det er en gammel gammel praksis skal integreres for livet og ikke kun indtil du får den meget eftertragtede strand krop!

Her er hvordan du kan inkludere ayurvedisk mad ind i din kost tidsplan.

Hvad, hvornår & hvordan Ayurveda

De tre vigtigste aspekter af ayurvedisk kuren ligger i, hvad, hvornår og hvordan du spiser. Lad os diskutere hver enkelt af disse aspekter individuelt.

Hvad skal du spise

De bedste fødevarer at spise er dem, der er høstet som pr sæson de voksede i. Naturen er meget kommende når det kommer til vores kropslige behov. For eksempel, skal du spise højt fedtindhold kost om vinteren for at holde dig varm og aktiv, mens man spiser fedtfattig og blødt reducerende fødevarer som spirer, bær, rod grøntsager osv. I forårssæsonen at behandle sæsonbetonet allergi. Da alle disse fødevarer forbrænde fedt og toksiner, er de ideelle spring fødevarer.

For somre, da månederne er varme, arten høst køle frugter, der hjælper os fra at få tørret ud eller overophedet.

For at sige det enkelt, er der ikke sådan noget som dårlige fødevarer. Når du spiser ayurvedisk, er du nødt til at fokusere på de fødevarer, du bør spise mere af i deres respektive sæsoner.

Hvornår skal du spise

Hvis du har lært at spise seks måltider om dagen, skal du aflære det lige nu. Seksmåltid kost er ikke en livsstil, men et lægemiddel til behandling af lavt blodsukker problem. Det rigtige at gøre, vil være at ikke tillade dit blodsukker til at falde faretruende lavt.

Til at begynde med en sundt vægttab proces, starter du med at spise tre ordentlige måltider og ingen snacks i mellem. Dette vil snart træne din krop til at gøre blodsukkeret fra sidste det ene måltid til en anden. I mellemtiden vil din krop forbrænde fedt til brændstof i mellem måltiderne. Men hvis du snacker i løbet af denne tid, din krop ikke føler behov for at brænde sin fedt oplagring.

Det bedste tidspunkt at spise dit største måltid er i løbet af første halvdel af dagen, fra 10:00 til 02:00, da fordøjelsen er den stærkeste i løbet af denne tid. Ved at holde sig til denne rutine, vil din krop være i stand til at slippe af sine middagstid sukker cravings i løbet af 2 uger.

Hvordan du skal spise

Spis hvert måltid, når du sidder komfortabelt og minus alle distraktioner. Nyd dine varme retter i en afslappet social indstilling. Dette er vigtigt for at skabe harmoni mellem krop og sind, når vi spiser. Din fordøjelse fungerer bedst, når den er afslappet. Som et resultat, er dit sind, som fodrer som din krop, og du kan opleve det fulde udbytte af afbalancerede måltider.

Ayurvedic kur er en fantastisk måde at tabe sig på en sund måde, der ikke kun helbreder fedme, men fremmer også vane med evig sund levevis. Ayurveda blev udviklet tusinder af år siden i Indien og betragtes som en forlængelse af Yoga. Det, der sidestiller begge disse teknikker er, at de fokuserer på at genskabe balance i sind, krop og sjæl, dyrke sunde vaner og efter de retningslinjer, der er i sync med naturens rytmer samt sæsoner.

Du kan begynde at følge disse tips, der vil hjælpe tabe sig organisk og guide dig til et liv i sund og holistisk vægttab uden brug af noget, der ikke kommer direkte fra naturen.

1. Den bedste måde at stimulere dine tarme om morgenen er at have et stort glas varmt vand med citron den første ting, når du vågner op. Drik dette på tom mave og giv dig selv en frisk start på dagen.

2. Øvelser mindst 45-60 minutter hver dag og lange nok til at bryde en sved. Hvis du følger denne tidlige morgen praksis hver dag, kan du nemt tabe sig uden at bryde din ryg. Vælg en form for motion, du kan gøre hver- dagen for resten af dit liv og følge det religiøst.

3. Praksis yoga / meditation i mindst 10- 15 minutter hver dag, så du kan dit sind og krop føler afslappet og tage dagens udfordringer med fornyet

iver. Dette er den bedste måde at afhjælpe stress og tjene mere fokus for dagens vigtige aktiviteter. Stress er en af de vigtigste årsager til vægtforøgelse, som let kan falske ved at slække dit sind med yoga og meditation teknikker.

4. Spis tre fulde måltider og undgå snacking. Din krop glemmer sin fedtforbrændings funktion, når det er konstant er fodret med mad. Start med et moderat måltid om morgen mellem 7,30-9,00. Dit største måltid skal være mellem frokost tid 12,00-2,00 og den mindste måltid bør være middag fra 17:30 til 08:00.

5. Justere dine spisevaner med tidspunktet på dagen og årstid. Sommeren er lang og varmt og i denne sæson, de frugter og grøntsager er naturligt rige på kulhydrater for at holde kroppen afkøles samt aktiv. Men i

vintermånederne, hvad du ser en masse rodfrugter, nødder, frugter og frø, ost, tunge kød, lagrede korn osv Alle disse fødevarer er i sagens natur varme og dermed holde os balsamisk i vinteren. Når sæsonen er ved for-året, naturen vokser masser af grøn-ne bladgrøntsager og bær samt spi-rer til at rense vores krop fra dage af tunge vinter spise. Når vi spiser na-turligt og fest på årstidens råvarer, vores kroppe ophobes alle de nød-vendige næringsstoffer.

6. Glem ikke at tilføje alle seks smager af Ayurveda mad i din kost - sød, sur, bitter, salt, skarp og astringerende. Alle disse elementer af smag sam-men arbejder i harmoni for at genop-rette balancen i vores kroppe inde-fra. Da vi indtager for meget sødt, salt og sur smag i kostvaner disse dage, det blev hurtigt væsentlig år-sag til vægtøgning. Andre fødevarer som bitre bladgrøntsager, bidende

krydret peber og astringerende gra-
natæble frø i maden vil dog opveje
de skadelige virkninger af oversky-
dende salt, surt og sødt.

7. Efter hvert måltid, er det altid bedre
    at bevæge sig lidt. Når du går efter
    middagen, det gør underværker i at
    forbedre fordøjelsen. Gør det samme
    efter frokost så godt og gå i mindst
    10-20 minutter i moderat tempo. Du
    kan yderligere forbedre fordøjelsen,
    hvis du kan ligge på din venstre side
    efter en gåtur i 10 minutter.

8. Du kan oprette en større hormon ba-
    lance i din krop, hvis du kan klare at
    sove i skumringen og stå op ved
    daggry hver morgen. Aflytning i dine
    døgnrytmer er det bedste, du kan
    gøre for din krop i form af naturlige
    ligevægt. Tilbage i dag, vores forfæd-
    re havde noget at holde dem vågne

om natten, så de naturligt bremset som solen gik ned. Men i dag vores lyse telefon skærme eller at vores bærbare pc'er holde vores hjerner vågen og forhindre os i at sove roligt om natten. Sove i mindst 7 timer og højst 9 timer hver dag hjælper vores kroppe nulstillet til næste dag. Det fastholder også sunde cortisol niveauer, der forårsager vægtstigning.

Disse tips er gearet til naturligt vægttab og har også stor indflydelse på dit liv. Efter disse skridt i forbindelse med balanceret ayurvedisk kost vil have den mest slagkraftige og stress fri vægttab. Du kan tage et skridt ad gangen tilgang eller inkorporere denne plan helt ind i din rutine. Tricket er at holde sig så tæt på naturen som muligt, hvis du ønsker at tabe din vægt og ikke dit sind.

Konklusion

Ayurvedic slankekure handler om at spise og spise godt. Vægtøgning er ikke på grund af, hvor meget vi spiser det handler om, hvor meget af det, vi spiser. Det er præcis det problem, at ayurvedisk kost adresser gennem sine centrale principper.

Gennem denne eBog har jeg forsøgt at bygge en relation mellem natur og fødevarer gennem principperne i Ayurveda, der ikke kun hjælper med sundt vægttab, men også fokuserer på holistisk velvære.

Jeg har brugt tips og grundlæggende viden til at uddanne dig om denne diæt form, således at du kan foretage et informeret valg udstyret med alle de centrale oplysninger, der danner grundlag for ayurvedisk slankekure.